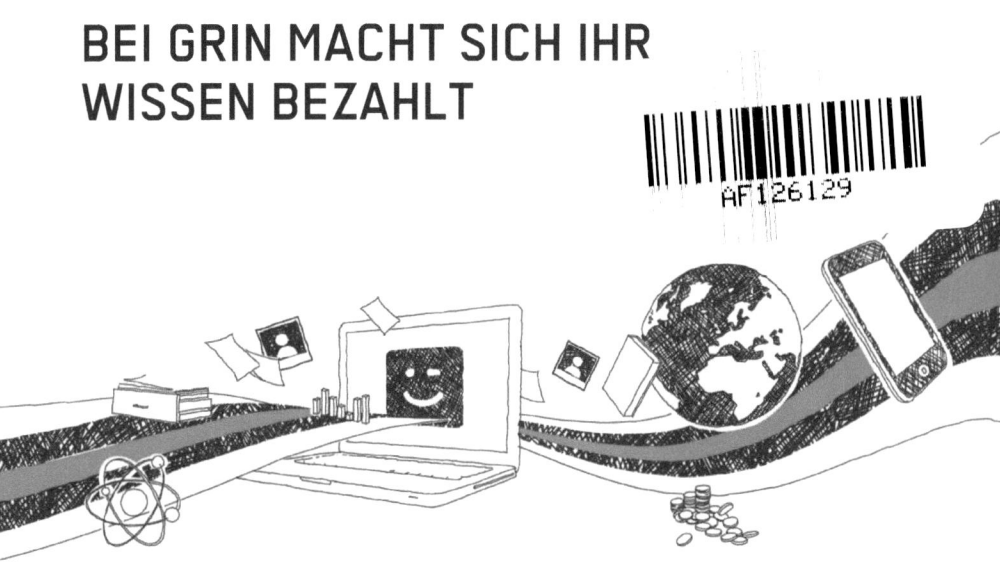

Gesellschaft in Bewegung bringen. Zu den gesellschaftlichen Transformationspotenzialen der Spiel- und Bewegungskulturen

Frederik Brauner

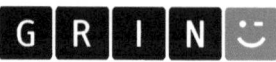

Bibliografische Information der Deutschen Nationalbibliothek:

Die Deutsche Nationalbibliothek verzeichnet diese Publikation in der Deutschen Nationalbibliografie; detaillierte bibliografische Daten sind im Internet über http://dnb.d-nb.de abrufbar.

ISBN: 9783346594761
Dieses Buch ist auch als E-Book erhältlich.

© GRIN Publishing GmbH
Nymphenburger Straße 86
80636 München

Druck und Bindung: Books on Demand GmbH, Norderstedt Germany
Gedruckt auf säurefreiem Papier aus verantwortungsvollen Quellen

Das Buch bei GRIN: https://www.grin.com/document/1174161

Gesellschaft in *Bewegung* bringen – zu den gesellschaftlichen Transformationspotenzialen der Spiel- und Bewegungskulturen

Inhaltsverzeichnis

1 Einleitung

Bewegungs-, Spiel- und Sportkulturen befinden sich seit jeher im ständigen Wandel und zeigen je nach historischer Epoche und kulturellem Kontext je spezifische Ausprägungen. Im Hinblick auf die aktuellen Entwicklungen lässt sich feststellen, dass sich eine zunehmende Diversifizierung und Stilisierung des Sich-Bewegens, Spielens und Sporttreibens vollzieht (vgl. Stern, 2010, S.151). Stern (2010) entwickelt im Rückgriff auf Caillois' *Soziologie des Spiels*[1] eine Perspektive, die diese Prozesse in ihrer Entwicklung einerseits nachzeichnet und erklärt und andererseits auf ihre gesamtgesellschaftlichen Implikationen verweist. Grundlage dafür bildet die Auffassung, dass Spiel- und Sportpraktiken ein kulturelles Feld darstellen, das sich durch ein hohes Maß an Wandel und Dynamik auszeichnet. In diesem Kontext sind es heutzutage insbesondere informelle Sportarten, die eine Praxis des Sich-Ausprobierens und des Sich-Austestens darstellen. Dieser Argumentation folgend können Spiel- und Sportkulturen als ein Feld aufgefasst werden, das zunächst aufgrund seiner Charakteristika (sub)gesellschaftliche Entwicklungen anstoßen kann. Dabei kommt neu entstehenden Spielformen eine Indikatorfunktion für gesellschaftliche Wandlungsprozesse zu, da die Spiel- und Bewegungskulturen nicht nur feldinterne Veränderungen anzeigen, sondern aufgrund der Schnittpunkte mit anderen sozio-kulturellen Feldern ebenfalls auf gesamtgesellschaftliche Transformationsprozesse verweisen (Stern, 2010, S. 20ff.).

Um diese Denklinie fruchtbar zu machen, wird zunächst der Terminus sozialer Wandel näher betrachtet. Darin eingebettet findet eine Auseinandersetzung mit dem Körper aus körpersoziologischer Perspektive statt, da dieser insbesondere in den letzten Jahren eine wichtige identitätsbildende Rolle hinsichtlich unterschiedlicher Vergemeinschaftungsprozesse im Kontext von Bewegung, Spiel und Sport einnimmt. Im Anschluss daran erfolgt eine Analyse der Wechselwirkungen gesellschaftlicher und individueller Entwicklungen anhand des Beispiels Trendsport. Dabei wird schließlich dessen gesellschaftstransformierendes Potenzial aus aneignungs- und geschlechtertheoretischer Perspektive betrachtet.

---

[1] Vgl. dazu ausführlich Caillois (1958): Die Spiele und die Menschen.

3

2   Sozialer Wandel

„Soziale Wandlungen sind im weiteren Sinne alle Veränderungen gesellschaftlicher und ideologisch/kultureller Art als Folge und in Wechselwirkung mit Veränderungen in der physischen Umwelt, den biolo-
gisch-demographischen und ökonomischen Bedingungen, unter denen eine Gesellschaft lebt. Im engeren Sinne versteht man unter so-
zialem Wandel nur diejenigen Veränderungen, die als charakteristisch
angesehen werden zur Kennzeichnung der Lebensform eines bestimmten historischen Zeitabschnitts, etwa des Liberalkapitalismus
oder der Moderne. In diesem Sinne sind Aussagen über sozialen
Wandel immer Geschichtsinterpretationen" (Kleining, 1991, 194).

Dem Zitat folgend kann der Terminus *sozialer Wandel* als eine Sammelbe-
zeichnung für alle beobachtbaren soziokulturellen und wirtschaftlichen Veränderungen innerhalb einer Gesellschaft aufgefasst werden. Weiter fällt
auf, dass sich in der Literatur unterschiedliche Erklärungsansätze finden,
sozialen Wandel zu beschreiben. Diese reichen von der klassischen Fort-
schrittstheorie von Comte, über die materialistische Dialektik nach Marx
und Engels bis zur Theorie des *sozialen Wandels* als Veränderung der Kultur nach Ogburn, um nur einige wenige zu nennen[2].

Auffällig ist jedoch, dass neben der Adaption an sich verändernde Umwelt-
verhältnisse, gesellschaftliche Veränderungen meist eng an Macht und
deren komplexe Wirkmechanismen geknüpft ist. Aus machttheoretischer
Perspektive tritt sozialer Wandel immer dann auf, wenn im Verlauf der gesellschaftlichen Entwicklungen soziale Spannungen entstehen, die zu einem Statusverlust der herrschenden Klasse führen und neue Elitengruppen
aufsteigen. Sozialer Wandel ist dementsprechend eine langandauernde,
oftmals unbewusst stattfindende, komplexe Veränderung der Teilsysteme
einer Gesellschaft bzw. der Gesamtgesellschaft (Kleining, 1991, 195 ff.).

Oben wurde bereits angedeutet, dass die Erklärungsmuster für sozialen
Wandel äußerst heterogen sind und dieser deshalb nur (schemenhaft) in
einer Zusammenschau unterschiedlicher Kausalitäten erfolgen kann. Dies
kann im Rahmen dieser Arbeit ohnehin nur ausschnitthaft geschehen.
Nichtsdestotrotz sollen in aller Kürze zwei zentrale Entwicklungslinien dar-
gestellt werden, denen eine große Triebkraft hinsichtlich sozialen Wandels
zugeschrieben wird. Diese bedingen sich wechselseitig, d.h. sie beeinflussen sich, bringen sich zum Teil gegenseitig hervor, können sich jedoch
auch gegenseitig einschränken (Kleining, 1991, 195 ff.).

In diesem Kontext ist zunächst die *Modernisierung* zu nennen. Diese äußert sich unter anderen in technologischen Rationalisierungsschüben und

---

[2] Vgl. dazu ausführlich Kleining (1991) mit seiner prägnanten Übersicht.

4

Bürokratisierungsprozessen, was wiederum zu Veränderungen der Arbeit, der Organisation und der Freizeit führt und sich u.a. in einem Wandel der Sozialcharaktere, der Lebensstile und den Machtverhältnissen nieder-schlägt. In diesem Kontext ist anzumerken, dass die Modernisierungspro-zesse eine postmoderne Gesellschaft mit postmateriellen Wertesystemen hervorgebracht haben. Dabei ist ein Trend weg von den Pflicht-, Akzep-tanz- und Leistungswerten hin zu einem Selbstentfaltungswert zu beobach-ten. Auf der Ebene des Wertesystems äußert sich dies in einer Tendenz weg von kollektiven, ökonomischen und auf Sicherheit bedachten Werten hin zu individuellen & idealistischen Werten (Kleining, 1991, 201 ff.). Diese Wertvorstellungen laufen dann im Prozess der *Individualisierung* zusammen. Die Individualisierung ist ein gesellschaftlicher Prozess, bei denen sich Individuen aus richtungsweisenden Normen und kollektiven Lebenszusammenhängen herauslösen bzw. durch gruppen- und szene-spezifische Praxen und dem damit häufig verbundenen sozialen Druck he-rausgelöst werden. Dieser Prozess wird durch Faktoren wie der vorab ge-nannte Wertewandel, aber auch durch den Verlust von Sinninstanzen, so-zialdemographische Entwicklungen und die Herausbildung und Ausdiffe-renzierung von Milieus und Szenen begünstigt. Die *westliche* Gesellschaft ist somit in eine große Anzahl von Personengruppen segmentiert, die sich durch gruppenspezifische Existenzformen und eine erhöhte Binnenkom-munikation voneinander abgrenzen. Diese Milieubildung hat einen Bedeu-tungsverlust sozioökonomisch definierter Klassen zur Folge, was wiederum den Prozess der Individualisierung ankurbelt. So sind die Individuen heut-zutage kaum mehr mit einem vorgezeichneten Lebenslauf konfrontiert, sondern sie müssen sich in einer immer weiter ausdifferenzierenden Ge-sellschaft gleichzeitig an ihre Lebensumstände anpassen und einen eige-nen Lebensweg finden (vgl. Kreckel, 1991, S. 163ff.).

Diese Individualisierung kritisiert Schulze (1992) mit seiner Theorie der *Erlebnisgesellschaft*, in der er die der Auffassung vertritt, dass die Gesell-schaft vor allem aus Individuen besteht, die in erster Linie auf das Errei-chen und Erleben individueller Genüsse gerichtet sind. Im Gesamtkontext kapitalistischer Arbeits- und Gesellschaftsformen entsteht ein Erlebnis-markt, der für die Mitglieder einer Gesellschaft Erlebnisse bereitstellt. Diese werden, Schulze zu Folge, jedoch nicht in erster Linie aus dem Bedürfnis nach ästhetischen Erfahrungen wahrgenommen, sondern vielmehr aus Angst vor Langeweile. Nichtsdestotrotz dient das Erlebte dann wiederum als Aushängeschild für die eigene Identität, ja gar der eigenen Statussteigerung.

Es findet somit eine Präsentation und Inszenierung des Subjekts mittels unterschiedlicher Erlebnisse statt (Schulze, 1992, S. 54ff.). Schulzes Theorie beleuchtet die Folgen gesellschaftlicher Modernisierungs- und Individualisierungsprozesse in Form einer *Flucht ins Erlebnis* teilweise. An dieser Stelle soll allerdings ebenfalls festgehalten werden, dass die Ausweitung der Dispositionsfreiräume, die Differenzierung-, Individualisierungs- und Pluralisierungsprozesse nicht nur zu größerer gesellschaftlicher und individueller Freiheit führen, sondern ebenfalls Unsicherheiten hinsichtlich der Lebensgestaltung hervorrufen. So gehen mit dem zunehmenden Verschwinden kollektiver und traditionalisierter, gesellschaftlicher Praxen gleichsam eine Orientierungslosigkeit und der Zwang zur Individualisierung einher. Als Reaktion auf diese „Richtungslosigkeit" beobachtet, die Forschung, dass die Menschen zunehmend in bzw. bei und mit sich selbst Orientierung suchen. Die Folge davon ist u.a. ein erhöhtes Interesse für Spiel und Sport im Freizeitbereich sowie für die Gestaltung des eigenen Körpers. Insbesondere die Möglichkeit, auf diesen Einfluss zu nehmen, vermittelt Halt und Sicherheit (vgl. Gugutzer, 2004, S. 234 ff.). Anzumerken ist dabei, dass diese Arbeit am Körper und die kapitalistische Selbstoptimierung Hand in Hand gehen. Auf der Grundlage dieser allgemeinen Ausführungen zum Terminus sozialer Wandel werden nachfolgend soziale Wandlungsprozesse deshalb auf ihre körper- und spielsoziologische Fundierung hin betrachtet.

2.1 Soziale Wandlungsprozesse und ihre körper- und spielsoziologische Fundierung

Im kulturellen Feld der Spiel-, Sport- und Bewegungskulturen laufen körper- und spielsoziologische Perspektiven zusammen. Dabei stellen Spiel-, Sport- und Bewegung kulturelle Phänomene und Felder dar, die sich durch ein hohes Maß an Wandel und Dynamik auszeichnen und in denen individuelle und kollektive Praxen des Sich-Ausprobierens und des Sich-Austestens eine zentrale Rolle spielen. Diese wiederum stehen in enger struktureller Verbindung zu anderen sozialen Feldern der Gesellschaft. Neu entstehenden Formen des Spielens, des Sporttreibens und des Sich-Bewegens kommt somit eine Indikatorfunktion für gesellschaftliche Wandlungsprozesse zu, da das, was sich gegenüber tradierten Spiel- Sport- und

Bewegungskulturen verändert in seinen Strukturen auf soziale Wandlungs-prozesse insgesamt verweist bzw. diese anstoßen kann (vgl. Stern, 2010, S. 20ff.).

In diesem Kontext verweist Meuser (2004) in Rückgriff auf die somatische Gesellschaft[3] auf die zentrale Stellung des Körpers für soziale Wandlungs-prozesse. In der somatischen Gesellschaft erfährt der Umgang mit dem Körper eine zentrale Wandlung,

> „weg vom zu disziplinierenden Instrument der industriellen Produktion ('harte' körperliche Arbeit) zum Objekt kultureller Inszenierungen bzw. zum gezielt genutzten Ausdrucksmedium (vermeintlich) frei gewählter Zugehörigkeiten zu subkulturellen Milieus und Szenen" (Meuser, 2004, S.201).

Derzeitige gesellschaftliche Prozesse bzw. gesellschaftliche Ideale und Werte, so die zentrale These, formen den Körper auf eine je spezifische Art und Weise. So diagnostiziert Meuser der Gesellschaft eine körperzentrierte Entwicklung, im Rahmen derer der Körper kulturellen Formungsprozessen unterworfen ist bzw. diese wiederum beeinflusst. Weiter beobachtet er, dass politische, soziale und persönliche Einstellungen, Werte und Befind-lichkeiten über den Körper ausgedrückt werden. Der Körper wird so zum „zentralen Medium der Selbstpräsentation und der Symbolisierung sozialer Zugehörigkeiten in einer Inszenierungsgesellschaft bestimmt" (Meuser, 2004, S. 202). Trotz der dargelegten Pluralisierung von Lebensstilen (auch im Hinblick auf den Umgang mit dem Körper) wird kulturellen Praxen, die sich körperliche Fitness und körperliches Wohlbefinden zum Ziel setzen, allerdings ein unangefochten hoher sozialer Wert beigemessen. Im Kontext kapitalistischer Gesellschaftsformen, die salopp ausgedrückt, der Logik folgen, dass jede_r alles erreichen kann, sofern er_sie nur hart genug dafür arbeitet wird körperliche Selbstdarstellung in besonderer Weise relevant. Denn körperliches Aussehen und körperliche Fitness wird hier als Urteils-grundlage dafür herangezogen, ob und inwiefern ein Mensch sein Leben im Griff hat (vgl. Meuser, 2004, S.204). In kapitalistischer Manier wird dem Menschen (mit Ausnahme von Behinderungen) die alleinige Verantwortung für sein Körperbild und seine Gesundheit zugewiesen. Es herrscht quasi der Imperativ zu körperlicher Fitness und Körperformung. Die Ansicht Ab-weichungen von der Körpernorm *fit* als bewusste Entscheidung eines Indi-viduums oder als Symptom für dahinterliegende Probleme, Krankheiten,

---

[3] vgl. dazu Turner, 1984.

7

Traumata etc. verstehen, findet nahezu kaum Berücksichtigung in der alltäglichen gesellschaftlichen Betrachtung und Bewertung.

Im Kontext dieser gesellschaftlichen Entwicklungen zeigt Meuser (2004),
dass der Körper vor allem in drei unterschiedlichen Dimensionen relevant
wird. Zunächst greift er die Perspektive auf, den Körper *als kulturell formba-
res Gebilde* zu betrachten, die quasi die Prämisse jeglicher Körpersoziolo-
gie darstellt. Insbesondere im Rückgriff auf Foucaults Theorien zur diskur-
siven Erzeugung des Körpers weist Meuser Praktiken des Überwachens
und der Stimulation als zentrale Formungskategorien des Körpers aus. Der
Körper erscheint in dieser Perspektive als Teil einer modernen Produkti-
ons- und Machtmaschinerie, im Rahmen derer der Körper „gelehrig" ge-
macht, umgeformt und vervollkommnet werden kann (vgl. Meuser, 2004,
S.207). Besonders stark rezipiert ist die kulturelle Formung in der Geschlechterforschung: „Der Körper wird zu einem Geschlechtskörper, indem
bestimmte Normen somatisiert werden" (Villa, 2000, S. 159).

Als kulturell geformter Körper kann der Körper ebenfalls als *Zeichenträger,*
als Träger von Bedeutung(en) aufgefasst werden. In diesem Kontext ist der
Körper insbesondere Ausdruck sozialer Zugehörigkeit und wird in dieser
Weise gelesen. Dieser Ausdruck ist sowohl intentional als auch non-
intentional. Intentional, als dass der Körper im Rahmen stilistischer Selbst-
repräsentation zentrales Stilmittel ist und so das Erkennen kollektiver Zugehörigkeiten bzw. das Abgrenzen hinsichtlich anderer Kollektivitäten,
Subkulturen und Szenen ermöglicht. Hitzler (2002) spricht in diesem Kontext davon, dass der Körper mehr und mehr zur Aufgabe wird, d.h.er wird
„von einem Gefäß der Gewohnheiten zu einem Gegenstand der Gestaltung" wird (Hitzler, 2002, S.79f.). Die Stilmittel und Zeichen unterschiedlicher Milieus und Szenen, unter deren Zuhilfenahme Ausdruck und Inszenierung erfolgen, unterscheiden sich allerdings in hohem Maße und bringen
so eine jeweils spezifische Art der Körpergestaltung und Körperpräsentati-
on hervor. Im Gegensatz zu dieser intentionalen Gestaltungsaufgabe erscheint der Körper im Kontext Bourdieus Habituskonzept[4] non-intentional,
quasi als Schicksal:

> „Soziale Zugehörigkeiten (der Klasse, des Geschlechts, der Ethnizität)
> schreiben sich in den Körper ein. Der in dieser Weise sozialisierte
> Körper fungiert als nicht intendierter Ausdruck der sozialen Position
> des Individuums. Angehörige eines sozialen Milieus erkennen einan-
> der auf einer vorreflexiven Ebene an der Isomorphie ihrer Habitus".

---

[4] Den Habitus versteht Bourdieu als das Gesamt aller „zentraler Wahrnehmungs-,
Denk- und Handlungsschemata" (Bourdieu, 1993, S. 101).

8

[Dabei generiert der Habitus, F.B.] nicht nur typische Muster des Handelns, er bewirkt auch, dass sich die Körper in typischer und d.h. wiedererkennbarer und zurechenbarer Weise präsentieren" (Meuser, 2004, S.209).

Schließlich tritt der Körper in einer dritten Dimension auf. Der *Körper als agens* zeigt sich in „der doppelten Gegebenheit des Habitus als strukturierte und strukturierende Struktur" (Meuser, 2004, S.209). In dieser Lesart „ist der Körper zugleich sozial geformter Ausdruck kollektiver Zugehörigkeiten und die sozialen Verhältnisse (denen er seine Formung verdankt) reproduzierendes agens" (Meuser, 2004, S. 209). Das Verständnis des Körpers als agens verweist darauf den Körper als handelnden Körper zu begreifen bzw. die Praxis des Körpers zu betrachten (vgl. Meuser, 2004, S. 209ff.). Der Körper, das zeigen die drei Perspektiven, wird in den letzten Jahrzehnten gesellschaftlich relevanter, wobei diese Entwicklung bis heute anhält. Dabei ist vor allem ein Körperkult hin zu einem fitten und gesunden Körper zu beobachten. Dieser wiederum wird von einer stetig wachsenden Industrie begleitet, die den Menschen die „richtigen Produkte" bereitstellt, um noch fitter und erfolgreicher zu werden (Schildmacher, 1998, S.15ff.). Hier stellt sich die Frage, wofür die Menschen eigentlich fitter werden sollen. Weiter ist anzumerken, dass sich das tatsächliche Bedürfnis bspw. nach einem Schuh zum Sporttreiben, mit dem erzeugten Bedürfnis der Industrie ,einen bestimmten Schuh zu haben, vermischt, um den Körper mit diesem dann wiederum szenetypisch zu stilisieren. Körperkult und Individualisierung gehen somit Hand in Hand, gleichzeitig bilden sich neue Subkulturen und Szenen, die sich immer weiter ausdifferenzieren (vgl. Stern, 2010, S.151).

Betrachtet man die Praktiken des Körpers, wie es die Perspektive auf den Körper als agens nahelegt, so tritt die Frage, was die Menschen (mit ihren Körpern) machen, in den Vordergrund. Roger Caillois gibt folgende Antwort: sie spielen. Dabei vertritt er die Auffassung, dass das menschliche Spielen gesellschaftshervorbringende und gesellschaftsverändernde, insgesamt gesellschaftsstrukturierende Potenziale und Dynamiken in sich trägt (vgl. Caillois, 1958). Das Spielen[5] teilt er in vier Kategorien ein, die allerdings auch als Mischformen auftreten können:

---

[5] Spielen definiert Caillois als Betätigung anhand 6 formaler Kriterien: Das Spiel ist eine freie, abgetrennte, ungewisse, unproduktive, geregelte und fiktive Betätigung (vgl. Caillois, 1958).

1. Agôn = Spiel als Wettkampf mit festgelegten Grenzen und Regeln
(z.B. Fußball, Billard, Schach)

2. Alea = Spiel das auf Entscheidung basiert die nicht vom Spieler
abhängig ist (z.b. Roulette oder Lotterie)

3. Mimicry = Spiel, in dem man der Welt entflieht in dem man sie und
sich selbst zu einer anderen macht (z.b. Seeräuber, Nero, Hamlet spielen)

4. Ilinx = Spiele, die auf Begehren nach Rausch beruhen

Diese wiederum oszillieren laut Caillois zwischen freier Improvisation (pai-
dia) und Regelgebundenheit (ludus) und psychologischer Grundhaltung der
Spieler_innen. Eben dies charakterisiert die Spannung des Spiels. Stern
(2010) greift die Überlegungen von Caillois auf und bescheinigt dem Spielen (und dabei schließt er den Sport explizit mit ein) gesellschaftstransformierendes Potenzial, denn:

> „Spiele lassen sich als eine Praxis moderner Gesellschaften verste-
> hen, in der sich die Akteure nicht nur bestehende Praktiken aktiv
> aneignen, sondern zunehmend auch neuartige Sportpraktiken her-
> vorbringen und sich in diesem Prozess zugleich auf spezifische Weise
> formieren: Sie bringen sich spielerisch ins Spiel einer sich wandelnden
> Gesellschaft. Spiel- und Sportwelten besitzen gerade deshalb eine
> herausragende Bedeutung innerhalb einer Gesellschaft, weil sie all-
> gemeine gesellschaftliche Prinzipien zur Darstellung bringen und un-
> mittelbar körperlich-sinnlich erfahrbar werden lassen. Im geschützten
> Rahmen des Spiels vermögen die Teilnehmer diese mit großer Frei-
> heit auszuleben, sie dramatisch zuzuspitzen, theatral aufzuführen und
> im Sinne einer "Mimesis von Gefühlen des Ernstfalls" zu beglaubigen
> (Gebauer/Wulf 1998: 203; vgl. Elias/Dunning 2003b/c)" (Stern, 2010,
> S.21).

Meusers (2004), Caillois' (1958) und Sterns (2010) Ausführungen zum
Körper und zum Spielen und deren gesellschaftstransformierenden Dynamiken sollen nun in einen engeren Zusammenhang mit dem Feld Sport
gebracht werden. Dazu wird zunächst näher betrachtet, wie sich der oben
skizzierte gesamtgesellschaftliche Wandel im Hinblick auf das Feld des
Sports[6] zeigt.

3 Zum Wandel des Sports

Im Kontext des Feldes Sport kann ein Wandel bzw. eine Differenzierung
der Sportkultur(en) beobachtet werden. Er zeigt sich darin, dass sich neben
dem traditionellen Wettkampfsport, der zumeist in formalen Kontexten wie
Vereinen praktiziert wird, neue Spielkulturen etabliert haben, die ihren Fo-

---

[6] Das Feld des Sports wird nachfolgend als ein breites Feld diverser Bewegungs-,
Spiel- und Sportkulturen verstanden.

kus kaum mehr auf messbare Leistung oder objektiven Vergleich legen, stattdessen orientieren sie sich an qualitativen Merkmalen. Stern (2010) schlägt für die Beschreibung der Orientierung an qualitativen Merkmalen den Terminus des *Stil-Könnens* vor. Als ein Teil dieser neuen Spiel- und Bewegungskulturen, die sich nach Stern (2010) eine Ausbildung und Entwicklung des *Stil-Könnens* zum Ziel setzen, nennt er das Feld der Trendsportarten (vgl. Stern, 2010, S.12 ff.) Dabei steht die Entwicklung von Trendsportarten in direktem Zusammenhang mit gesamtgesellschaftlichen Entwicklungstendenzen, die als *Trends* begriffen werden können und Wünsche, Einstellungen und Werte von Menschen zum Ausdruck bringen (vgl. Schildmacher, 1998, S. 14). Der Sport als (bewegungs)kultureller Teilbereich der Gesellschaft greift diese auf, spiegelt diese in gewisser Weise wider und verändert sie gleichwohl spielerisch und kann somit wieder soziale Wandlungsprozesse in Gang setzen (vgl. Stern, 2010, S.13ff.). Nachfolgend werden die Termini Trend und Trendsport näher betrachtet, um auf dieser Grundlage an zwei eigens gewählten Beispielen die gesellschaftlichen Transformationspotenziale von Trendsportarten aufzuzeigen.

3.1 Trends, Trendsportarten und ihre gesellschaftlichen Implikationen

„Trends sind eine Art kulturelle Anpassungsübung an veränderte Gegebenheiten. Die Gesellschaft nimmt mit Trends die Spannungen, denen sie durch Modernisierungen und veränderte Bedingungen ausgesetzt ist, auf und versucht so, mit ihnen umzugehen" (Horx, 1993, 11-12).

Schildmacher (1998) greift diese Definition auf und weist exemplarisch drei Trends auf, die sich wechselseitig konstituieren und fortschreitend dynamisieren. Diese stehen im direkten Verhältnis zu den eingangs skizzierten gesellschaftlichen Entwicklungen und sind in zentraler Weise mit den dargelegten Dimensionen von Körper und Körperlichkeit (vgl. Meuser, 2004) verbunden. So spielen in einer gesamtgesellschaftlichen und feldspezifischen Wechselwirkung im Kontext von Sport nach Schildmacher (1998) folgende drei Trends eine gewichtige Rolle, die maßgeblich zum Wandel des Felds Sport beigetragen haben und es weiterhin dynamisieren.

1) Die Suche nach Authentizität

In einer schnelllebigen Gesellschaft, in der „alles" auch immer anders möglich scheint und es schwerfällt sich auf etwas festzulegen, entsteht eine Suche nach Halt, Dauerhaftigkeit und Verbindlichkeit. Der Körper steht bei dieser Suche unmittelbar zu Verfügung. Sport wiederum kann zur Formung des Körpers beitragen und gibt dem Individuum auf diese Weise Sicherheit, Verlässlichkeit und Selbstwirksamkeitserfahrung. Der trainierte Körper wird dann wiederum als Garant für dauerhafte Gesundheit und Leistungsfähigkeit zur Schau gestellt (vgl. Schildmacher, 1998, S.15)

2) Konsumismus

Konsum und Massenkultur sind charakteristisch für die heutige Gesellschaft. Dieses Konsumverhalten zeigt sich insbesondere in einer ausgeprägten Markenorientierung, dem Nutzen mehrerer Konsumgüter gleichzeitig und dem Streben nach Geld, um diesen Konsum aufrecht zu erhalten. Auch im Sport spiegelt sich ein ausgeprägtes Markenkonsumverhalten wider, so werden bestimmte Sportarten mit bestimmten Markenoutfits kombiniert, die im Kontext schnelllebiger Moden zu betrachten sind (vgl. ebd., S. 15).

3) Eventorientierung

Schildmacher (1998) nimmt hier Bezug auf Schulzes Erlebnisgesellschaft (1993). In diesem Kontext geht es vor allem darum unterschiedliche Erlebnisse im Rahmen eines Events zu verdichten. Die entstandene *Erlebnisgesellschaft* schafft inszenierte Erlebnisse, gerade im Sport. Sport-Events (X-Games, Techniker Beach-Tour) werden durch weitere Unterhaltungselemente, wie z.B. Musik, Sponsoring, After-Match Feierlichkeiten untermalt (vgl. ebd., S. 15 ff.).

Transferiert auf das kulturelle Feld von Sport, bilden diese groben Trendklassifikationen die Grundlage auf denen sich Trendsportarten konstituieren. So wird Der Begriff Trendsport nach Schwier (1998)

> „zur Kennzeichnung von neuartigen bzw. lifestylegerecht aufbereiteten Bewegungspraktiken verwendet, denen kurz- oder mittelfristig ein erhebliches Verbreitungspotential vorhergesagt werden kann. Trends im Feld des Sports [...] sind ferner dadurch gekennzeichnet, daß [sic] sie unsere eingewöhnten Sportvorstellungen überschreiten und zuvor nahezu unbekannte Auslegungen des menschlichen Sich-Bewegens in unseren Horizont rücken" (Schwier, 1998, S.7).

Neben der Überschreitung gewohnter Sportvorstellungen und des Aufgreifens von fremden bzw. vernachlässigten Bewegungsformen zeichnen sich Trendsportarten durch das Praktizieren im Rahmen einer Szene aus, die wiederum durch eine spezifische Form der Selbstinszenierung charakterisiert ist (vgl. Schwier, 1998, S.7ff.). Auf dieser Basis weist er Trendsportarten 6 idealtypische Merkmale zu. Diese 6 sollen hier nur kurz aufgelistet werden, aber nicht im Einzelnen diskutiert werden[7]:

1) Trend zur Stilisierung

Der Trendsport wird zum Element des Lebensstils. Dabei reicht die Ausübung über das reine Sporttreiben hinaus, so schlägt dieser sich bspw. in der Sprache, im Dresscode etc. nieder. Der sportliche Wettbewerbscharakter verlagert sich von einem Wettstreit um sportliche Leistung zu einem Wettstreit um Stil (vgl. Schwier, 1998, S. 10).

2) Trend zum Tempo

Der Trend zum Tempo und zur Beschleunigung drückt sich in enormen Ausführungsgeschwindigkeiten, einer hohen Aktionsdichte in den Bewegungen sowie abrupten Wechsel der Anforderungen aus. Der Fokus liegt nach Schwier auf einem rauschhaften Sich-Bewegen (vgl. ebd. S. 10).

3) Trend zur Virtuosität

In enger Verwandtschaft mit dem Trend zur Stilisierung äußert sich der Trend zur Virtuosität. Der Fokus liegt hier auf der Neuentdeckung der ästhetischen Dimension des Sports. Dabei drückt sich die Virtuosität des Sich-Bewegens im individuellen und kreativen Verwirklichen des „Besserwerdens" aus. Messinstrumente sind bspw. Tricks, höhere Wellen, Rails oder Pipes etc. Zentral ist hier, dass das eigene Bewegungsrepertoire spielerisch und spaßvoll erweitert wird und sich nicht klassischen Trainingszwängen unterwirft (vgl. ebd. S. 11).

4) Trend zur Extremisierung

Im Trend der Extremisierung zeigt sich ein dynamischer und stetig fortlaufender Entwicklungsprozess, in dem sich die Sportler_innen immer neue Limits setzen und diese zu durchbrechen versuchen (vgl. ebd. S. 11).

5) Trend zur Ordalisierung

Strukturell dem Trend der Extremisierung sehr ähnlich zeigt sich der Trend zur Ordalisierung. Sportarten, die ordales[8] Verhalten in den Mittelpunkt stellen, thematisieren allerdings noch stärker den Aufbruch zu neuen (Körper)Grenzen unter Einsatz des eigenen Lebens, wie es sich bspw. in den Sportarten Paragliding oder Freeclimbing zeigt (vgl. ebd. S. 11 ff.).

---

[7] Vgl. dazu ausführlich Schwier (1998)
[8] „Das Ordal bezeichnete ursprünglich ein Gottesurteil oder ein rituelles Gerichtsverfahren in Stammeskulturen und traditionellen Gesellschaften, bei dem ein Akteur in der Begegnung mit dem Tod seine Unschuld bzw. seine Existenzberechtigung nachweisen sollte" (Schwier, 1998, S:11).

6) Trend zum Sampling

Der Trend zum Sampling drückt aus, dass bereits existierende Sportdiszip-
linen und Bewegungspraktiken aus ihrem ursprünglichen Kontext heraus-
gelöst und neu kombiniert werden, wie man es bspw. am Triathlon oder am
Standup-Paddeln beobachten kann. Schwier (1998) sieht darin die eigene
Gestaltung bzw. einen kreative Umgang (mit) tradierten Sportformen (vgl.
Schwier, 1998, S.12.). Diese gesampelten Sportarten finden wiederum
häufig im Rahmen von Events (*Trend zum Event*) statt. Dabei zeichnet sich
eine klare Entwicklung ab, Sport mehr und mehr zu kommerzialisieren wie
es bspw. RedBull tut. Dabei kommt es dann häufig zu einem Mix aus der
Sportart, Musik-Acts, Bekleidungsindustrie und Lebensmittelindustrie. Die
Veranstaltungen werden dann häufig im TV oder im Internet übertragen.

3.2 Spielende Subjekte als Transformationsagenten

Die Ausführungen zu den gesellschaftlichen Entwicklungen im Hinblick auf
den   Körper   und   die   Darstellung   der   (sub)gesellschaftlichen
Trend(sport)entwicklungen haben gezeigt, dass Sport (im weiten Sinne des
Sich-Bewegens) und Körper zwei Phänomene sind, die sich wechselseitig
aufeinander beziehen und hervorbringen. Weiter wiesen die daraus resul-
tierenden Formen wie Trendsportarten und deren szenespezifische Praktiken gesellschaftliches Transformationspotenzial auf. Dies soll hier noch
einmal prägnant zusammengefasst werden.

Stern (2010) erklärt diesen Zusammenhang in Rückgriff auf Caillois (1958)
und Gebauer & Wulfs sozialmimetischem Konzept (1998;2003), in dem er
Spiel und Sport als sozial-mimetische Praktiken des Aneignens begreift, in
denen durch das Ausüben von Spielen wesentliche soziale und kulturelle
Handlungs- und Verhaltensweisen erprobt und deren Muster sowie zu-
grundeliegenden Überzeugungen und Wertehaltungen verinnerlicht werden. Dabei haben Spiel- und Sportkulturen deshalb eine essentielle Bedeu-
tung innerhalb einer Gesellschaft, da sie allgemeine gesellschaftliche Prinzipien unmittelbar körperlich-sinnlich erfahrbar werden lassen Diese Lesart
ermöglicht es, Spiele als Teil eines Kulturprozesses zu begreifen und soziale Wandlungsprozesse als Folge sich verändernder Spielkulturen deuten
zu können, da   sich die Akteuer_innen nicht nur bestehende Praktiken
aneignen, sondern zunehmend neuartige Sportpraktiken hervorbringen und
so allgemeine gesellschaftliche Prinzipien spielerisch verändern und   in
andere Gesellschaftsbereiche hineintragen (vgl. Stern, 2010, S. 21ff.).

Neue Spiel- und Sportpraktiken können demnach als sensible Seismographen für soziale Wandlungsprozesse verstanden werden. Dabei sind es spielende Subjekte, die in ausdifferenzierten, szenespezifischen Kollektivitäten mittels auf Stil-Können ausgelegten Sich-Bewegens als Transformationsagenten agieren und kraft des Kollektivs soziale Verhältnisse in Bewegung bringen. Dieses Verständnis wird nachfolgend, jedoch in aller Kürze, für eine raumaneignungstheoretische und eine geschlechtertheoretische Perspektive auf Trendsportarten ausbuchstabiert.

3.3 Trendsport aus raumaneignungs- und geschlechtertheoretischer Perspektive

Die oben beschriebenen Merkmale der Trendsportarten haben gezeigt, dass dieser sich in immer wieder unterschiedlichen Räumen präsentiert bzw. auf unterschiedliche Räume zurückgreift (und überhaupt erst möglich ist). Dabei sind diese Räume jedoch „nicht einfach da", vielmehr werden sie von den Akteur_innen durch ein sich oder etwas positionieren hervorgebracht (Spacing), im Kontext von Trendsport u.a., um sich darin auszudrücken und sich darin zu erfahren und beeinflussen dann wiederum in ihrer Wahrnehmung (Synthese) das darin stattfindende Handeln (vgl. Löw, 2001, S.159 ff.). Diese Relationalität sowie die herrschenden Macht- und Herrschaftsverhältnisse, die im Raum wirken, haben fundamentalen Einfluss darauf, wie sich Raum in der Wechselwirkung von Spacing und Synthese für ein Individuum oder eine Gruppe konstituiert. Deinet (2014) schließt daran an, indem er sagt, dass Subjekte „vor allem Möglichkeitsräume [brauchen, F.B.] innerhalb derer sie in verschiedenen Situationen ihr Verhalten und Erlebnis hervorrufen können" (Deinet, 2104, S. 68). Dieser Möglichkeitsraum entsteht erst in der Wechselbeziehung zwischen Mensch und Raum (vgl. Deinet, 2014, S.68). Zentrale Dimension des Aneignungsprozesses ist das Spacing. In Deinets (2014) Aneignungsverständnis kann Spacing als Inszenierung und Verortung gefasst werden. Er beschreibt den Akt des (sich) Platzierens innerhalb der räumlichen und sozialen Umwelt sowie in Bezug auf andere Menschen. Dabei bildet diese permanente Verknüpfungsleistung in Form von Prozessen der Wahrnehmung, Vorstellung und Erinnerung eine ständige An- und Neuordnung des sozialen Raumes (vgl. Deinet, 2014, S.71). Spacing als zentrale Kategorie der Konstituierung und Aneignung von Raum steht dann wiederum in Wechselwirkung zur Konzeption der Kategorie Raum selbst. Daraus ergibt sich, dass Spacing als Aneignung in diesem Kontext in erster Linie auf das Hervorbringen neuer, „gegenkultureller Räume" bzw. „Rückzugsräume" zur Erhaltung [und Entwicklung, F.B.] der Handlungsfähigkeit" (Deinet, 2014, S.71) abzielt. Deinet (2014) spricht hier von einer „Verortung in Nischen, Ecken und Bühnen" (Deinet, 2014, S.71), die die oben beschriebenen Aneignungsmuster mit konkreten Handlungen in Verbindung bringen und sich durch eine maximale Distanz zu alltäglichen Zwängen konstituieren (vgl. Deinet, 2014, S.71). Aus dieser Brille betrachtet können Trendsportarten, wie beispielsweise das Skaten als eine subversive Praxis gedeutet werden, die Macht- und Herrschaftsstrukturen (verbotene, nicht öffentliche Plätzen etc.) in Frage stellen. Die Akteur_innen deuten Räume um bspw. wird ein Geländer einer Treppe zu einem Rail, um darüber zu grinden, vereinnahmen sie für ihr sportliches Handeln und können durch „genügend Hartnäckigkeit" ebenfalls zu einer Rückgewinnung von Räumen beitragen. Zentraler Bezugspunkt ist hier der Körper, der einerseits als Zeichenträger einen szenespezifischen Habitus zum Ausdruck bringt und gleichzeitig als agens agiert, als „Exekutive" einer widerständige Praxis.

Betrachtet man den Sport aus einer geschlechtertheoretischen Perspektive so zeigt sich, dass dieser sich trotz aller Enttraditionalisierung, sowohl gesamtgesellschaftlich, als auch im Hinblick auf das Feld selbst, (immer noch) durch ein hohes Maß an geschlechtstypisierenden und geschlechtertrennenden Unterscheidungen von Männer(n)- und Frauen(sportarten) auszeichnet (vgl. Gieß-Stüber, 2012, S. 277 ff.). Durch die Abkehr vom klassischen Leistungsvergleich und den Fokus auf das Spielerische und auf das Stil-Können kann Trendsport jedoch als eine kulturelle Praxis der Gleichstellung der Geschlechter aufgefasst werden. Im Blickpunkt steht nicht mehr oder zumindest deutlich weniger die Trennung der Geschlechter, häufig einhergehend mit der Degradierung der Frauensportvariante wie man es bspw. im Fußball häufig beobachten kann (vgl. Wernecke & Zimmermann, 2011), sondern eine kollektive Praxis, in der der Sport selbst und der Fokus auf den bewegungsästhetischen Ausdruck, Geschlechterunterschiede (im Sinne von Ungleichheiten und Ungerechtigkeiten), zu nivellieren vermag.

4 Fazit und Ausblick

Die Ausführungen können zeigen, dass Spiel- und Bewegungskulturen großes Potenzial im Hinblick auf die Veränderung sozialer Verhältnisse innewohnt. Dies ist insbesondere vor dem Hintergrund des zentralen Charakteristikums des Feldes, der Bewegung zu sehen, die in sich bereits das Potenzial birgt gesellschaftliche Strukturen zu imitieren, aber vor allem diese in Bewegung zu bringen und so veränderte Strukturen in andere Gesellschaftsbereiche hinein zu tragen. In diesem Kontext sind es vor allem Prozesse des Lernens und des Anwendens, insbesondere aus aneignungstheoretischer Perspektive, die darauf abzielen die bestehende(n), soziale Ordnung(en) performativ in Frage zu stellen und in Bewegung zu bringen. Gleichsam bieten die Praktiken von Trendsportarten Potenziale hinsichtlich einer Gleichstellung der Geschlechter im Kontext von Sport, da tradierte Wettkampfformen überwunden werden und ein Fokus auf ästhetischen Ausdruck und Stil-Können gelegt wird, der unabhängig(er) von geschlechtertypisierenden Leistungsnormen ist. Zentraler Ausgangspunkt und stetiger Bezugspunkt ist dabei der Körper, der hier in unterschiedlichen Dimensionen, vor allem aber als agens mittels einer widerständige Körperpraxis relevant wird.

Literatur

Bourdieu, P. (1993). *Sozialer Sinn*. Frankfurt am Main: Suhrkamp.

Deinet, U. (2014). *Vom Aneignungskonzept zur Activity Theory. Transfer des tätigkeitsorientierten Aneignungskonzepts der kulturhistorischen Schule auf heutige Lebenswelten von Kindern und Jugendlichen*. [Quelle: https://www.socialnet.de/materialien/attach/249.pdf- letzter Zugriff am 23.08.2020].

Gieß-Stüber, P. (2012). Geschlechterforschung und Sportdidaktik. In M. Kampshoff & C. Wiepcke (Hrsg.), *Handbuch Geschlechterforschung und Fachdidaktik* (S. 273-286). Wiesbaden: VS Verlag.

Gugutzer, R. (2004). *Soziologie des Körpers*. Bielefeld: transcript Verlag.

Hitzler, R. (2002). Der Körper als Gegenstand der Gestaltung. Über physische Konsequenzen der Bastelexistenz. In K. Hahn & M. Meuser (Hrsg.), *Körperrepräsentationen. Die Ordnung des Sozialen und der Körper* (S. 71-85). Konstanz: UVK.

Horx, M. (1993). *Trendbuch*. Düsseldorf, Wien: Econ Verlag.

Kleining, G. (1991). Sozialer Wandel. In L. Roth (Hrsg.), *Pädagogik. Handbuch für Studium und Praxis* (S. 194-203). München: Ehrenwirth.

Kreckel, R. (1991). Individualismus und ‚moderne' Gesellschaft. *Geschichte und Gegenwart*, 163-179.

Löw, M. (2001). *Raumsoziologie*. Frankfurt am Main: Suhrkamp Verlag.

Meuser, M. (2004). Zwischen „Leibvergessenheit" und „Körperboom". Die Soziologie und der Körper. *Sport und Gesellschaft – Sport and Society, 197-218.*

Schildmacher, A. (1998). »Trends und Moden im Jugendsport«. In J. Schwier (Hrsg.), *Jugend - Sport – Kultur. Zeichen und Codes jugendlicher Sportszenen* (S. 63-76). Hamburg. Gekürzte Fassung des Textes.

Schulze, G. (1993). *Die Erlebnisgesellschaft. Kultursoziologie der Gegenwart*. Frankfurt/Main/New York.

Stern, M. (2010). *Stil-Kulturen. Performative Konstellationen von Technik, Spiel und Risiko in neuen Sportpraktiken*. Bielefeld: transcript.

Villa, P.-I. (2000). *Sexy Bodies. Eine soziologische Reise durch den Geschlechtskörper*. Opladen: Leske & Budrich Verlag.

Wernecke, R. & Zimmermann, M. (2011). *Langsam, langweilig, lesbisch? – Frauenfußball im Internet*. [Quelle: https://www.boell.de/de/navigation/feminismus-geschlechterdemokratie-frauenfussball-im-internet-11876.html - letzter Zugriff am 23.08.2020].

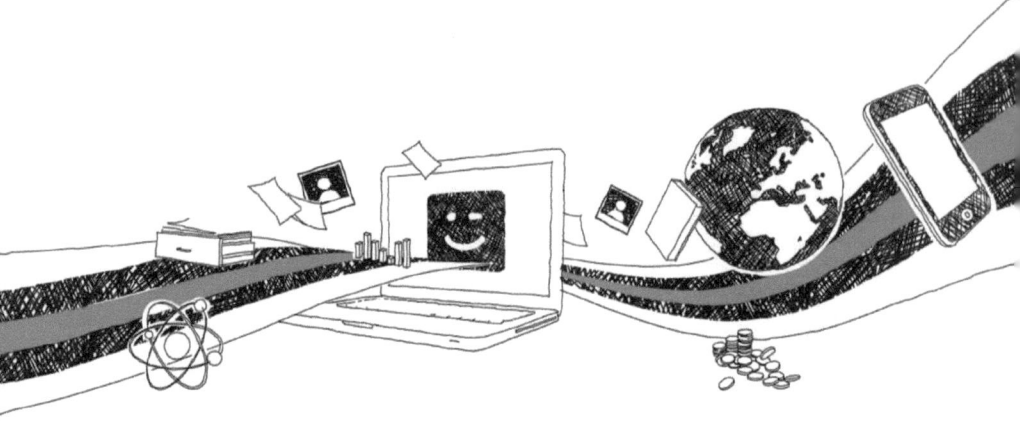
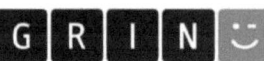